MÉLANOMES

PAR MM.

B. ANGER
Prosecteur des hôpitaux de Paris;

L. S. WORTHINGTON
M. A.

Accompagné de trois planches

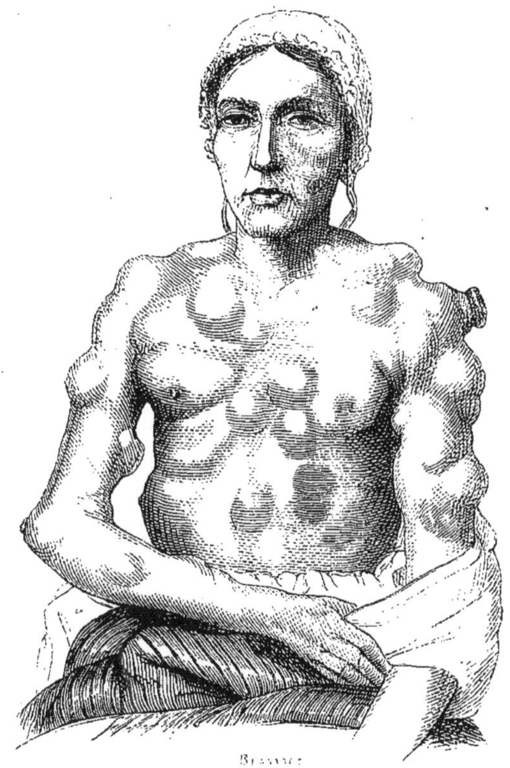

PARIS

ADRIEN DELAHAYE, LIBRAIRE-ÉDITEUR

PLACE DE L'ÉCOLE-DE-MÉDECINE, 23

1866

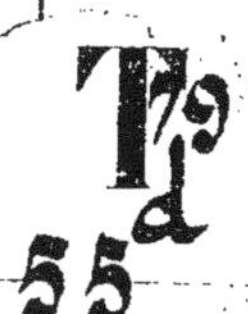

MÉLANOMES

TRAVAUX SCIENTIFIQUES DE M. ANGER.

Traité iconographique des maladies chirurgicales. Première monographie : Luxations et fractures, 100 planches en taille-douce coloriées, 127 gravures sur bois.

Étranglement intestinal (figures).

Plaies pénétrantes de poitrine (figures).

Article BRAS (Dictionnaire de médecine et de chirurgie pratiques).

Mélanômes, publié en collaboration avec M. Worthington.

Paris. — Imprimerie de E. MARTINET, rue Mignon, 2.

MÉLANOMES

PAR MM.

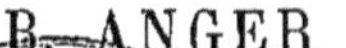

B. ANGER	L. S. WORTHINGTON
Prosecteur des hôpitaux de Paris;	M. A.

Accompagné de trois planches

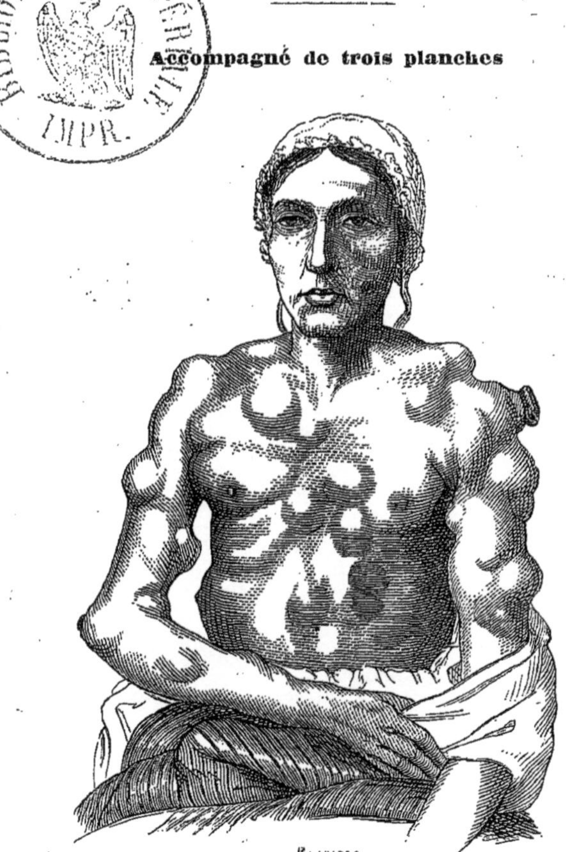

PARIS

ADRIEN DELAHAYE, LIBRAIRE-ÉDITEUR

PLACE DE L'ÉCOLE-DE-MÉDECINE, 23

1866

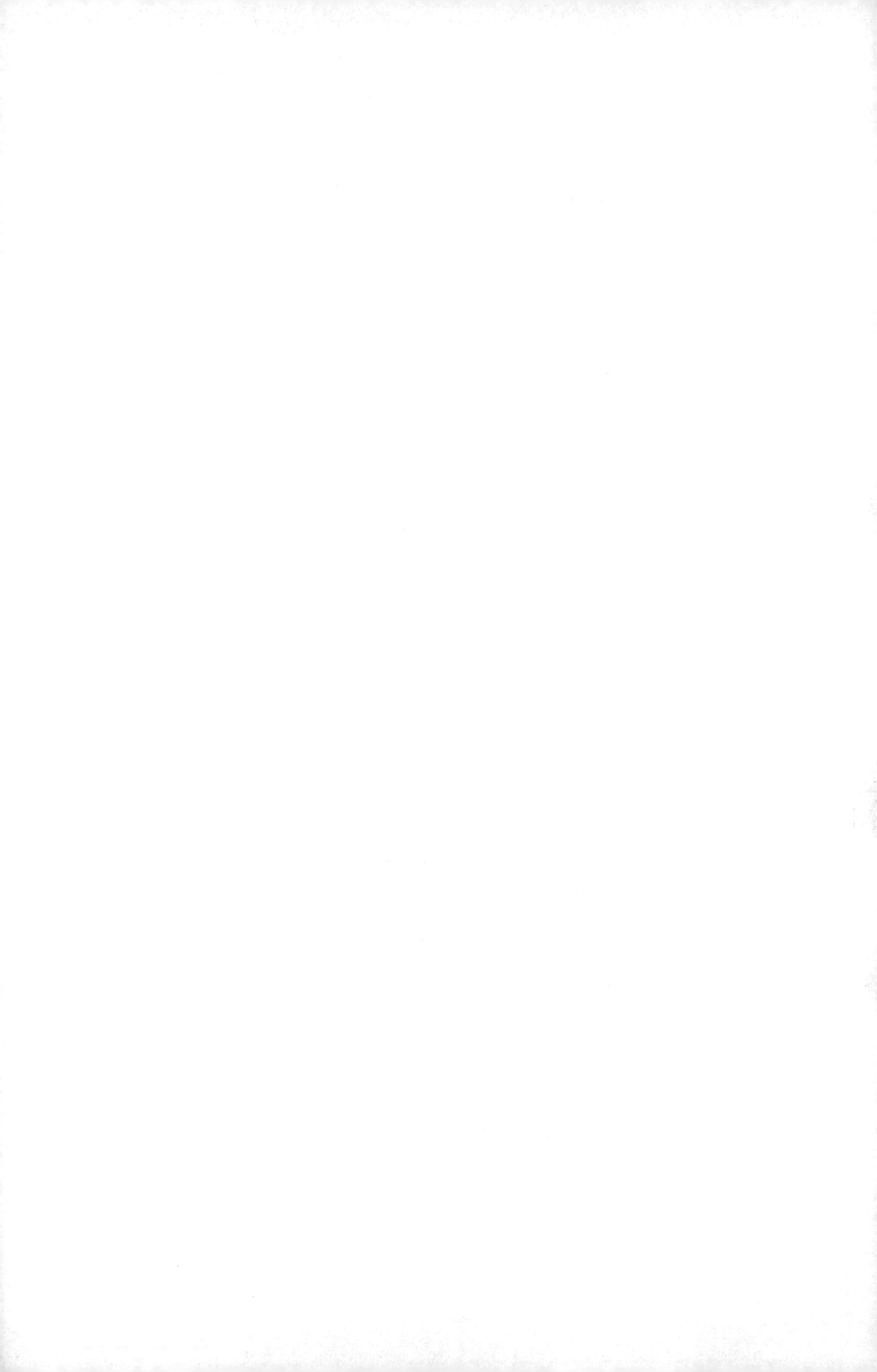

C'est un devoir pour chacun de porter à la connaissance des chirurgiens les faits qui révèlent dans les maladies des caractères nouveaux et des affinités nouvelles. Cela, en effet, modifie du même coup le diagnostic, le pronostic, nous encourage à exécuter avec audace une opération où l'on nous désillusionne à temps sur la puissance de l'art.

La *mélanose* est une maladie rare, c'est dire que son histoire ne peut être tracée que bien incomplétement par le même observateur. C'est une maladie qui peut envahir tous les tissus du corps ou se limiter à un seul organe, elle peut atteindre les os, et alors même que ses manifestations en tumeurs sensibles n'existent pas, elle peut avoir infiltré les organes et plongé le malade dans la cachexie la plus profonde.

Il y a six ans, deux cas de ces mélanoses graves se présentèrent à l'observation de l'un de nous et firent l'objet d'un mémoire qui valut à son auteur le prix accordé dans un concours au meilleur mémoire clinique à l'École de médecine de Nantes.

L'observation ne tarda pas à apporter de nouveaux documents, qui vinrent se joindre à ceux si favorablement accueillis par les professeurs de l'École de médecine de Nantes.

Il manquait encore quelque chose à nos recherches, il fallait fouiller les mines précieuses de la littérature médicale.

M. Worthington, notre élève et notre ami, témoin de quelques-uns des faits observés, en ayant étudié avec une scrupuleuse attention tous les détails, a parcouru avec soin les recueils scientifiques et les grands ouvrages américains et anglais.

Dès lors ce mémoire est devenu notre œuvre commune, dès lors aussi nous avons eu ce complément d'érudition indispensable à tout travail, et qui seul lui donne une garantie d'intérêt et de nouveauté.

MÉLANOMES

On a donné le nom de *mélanose* à un produit accidentel ayant pour caractère distinctif une couleur noire plus ou moins foncée Le hasard nous a permis d'en rencontrer quelques cas, circonstance bien favorable, vu la rareté de cette affection. Une étude attentive des observations nous permettra d'ajouter quelques points à l'histoire de cette maladie.

OBSERVATION I.

MÉLANOSE DU POUMON ; CAVERNE MÉLANIQUE DES VERTÈBRES COMMUNIQUANT AVEC UNE CAVERNE DU POUMON.

Legoff (Joseph), âgé de vingt-huit ans, raffineur, entre à l'Hospice général, salle Saint-Joseph, n° 16, le 2 juillet 1859.

Sujet émacié, d'une constitution faible, d'un tempérament scrofuleux. — Dans la région sous-maxillaire, cicatrices ayant succédé à des ulcérations strumeuses ; un trajet fistuleux se remarque sur le dos de la main, il laisse échapper un pus séreux et fétide.

Il y a six mois, il était dans un état assez satisfaisant de santé, lorsque tout à coup des douleurs se manifestent dans la poitrine. Toux et dyspnée depuis le début ; elles ont toujours été en augmentant. En même temps, douleurs très-vives le long du rachis, s'irradiant le long des côtes ; la taille du malade s'incurve ; une gibbosité se prononce d'une manière lente et graduelle.

A l'examen de la poitrine, nous constatons une matité très-remarquable dans les deux régions sous-claviculaires : à gauche, affaiblissement très-prononcé du murmure vésiculaire ; à droite, gargouillement, pectoriloquie.

L'expectoration était fort remarquable ; crachats abondants peu visqueux, striés de noir et contenant des grumeaux de même couleur si abondants, que, vus en grande masse, ils offraient une teinte noirâtre ou bleuâtre très-prononcée, rappelant la couleur de l'ardoise.

État général des plus désespérants : sueurs nocturnes, diarrhée colliquative ; du reste, pas de fièvre continue et bien marquée.

Il succombe le 31 juillet, à sept heures du soir.

Le traitement, comme on le pense, n'a été que palliatif, et n'a pas dû modifier d'une manière sensible la marche de la maladie.

Autopsie vingt-quatre heures après la mort.

Cadavre amaigri ; œdème des membres inférieurs ; la poitrine, une dernière fois percutée, donne une matité de bois.

Poumons. — A l'ouverture, poumons adhérents aux parois thoraciques dans toute leur étendue ; quoiqu'ils soient recouverts d'une plèvre un peu épaissie, ils présentent, à l'extérieur, une couleur noire très-prononcée.

En les arrachant des parois de la poitrine, on découvre, dans les vertèbres dorsales, une vaste caverne (fig. 1) communiquant, par un orifice de la grandeur d'un centimètre, avec une profonde excavation dont était creusée la partie pos-

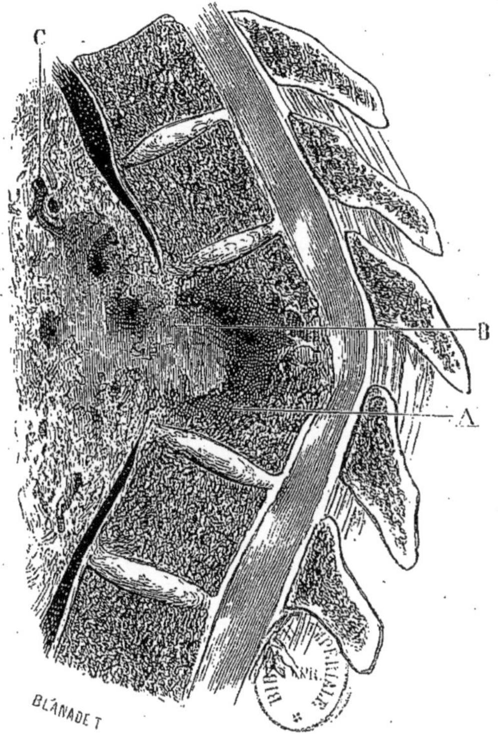

FIG. 1. — Caverne vertébrale mélanique communiquant avec une caverne mélanique du poumon. (Observation I.)

Coupe sur la ligne médiane des vertèbres dorsales.

A, Paroi de la caverne osseuse infiltrée de mélanose.
B, Intérieur de la caverne mélanique du poumon.
C, Bronche s'ouvrant dans la caverne.

térieure du poumon droit ; cette dernière, du volume d'un œuf de poule, a des parois couleur d'encre, qui laissent suinter un liquide noir et épais.

En pressant le poumon entre les doigts, on sent une foule de petites masses indurées, comme si des amas de matière tuberculeuse, ou mieux de petits noyaux apoplectiques, étaient disséminés dans l'épaisseur du parenchyme.

A la coupe, teinte bistre uniforme. En raclant la surface avec le tranchant du scalpel, nous recueillons aisément un liquide opaque et d'un noir d'encre ; ce liquide donne au linge une teinte de sépia qui s'enlève aisément en lavant.

Les noyaux indurés, que nous avions reconnus à la pression, se traduisent à la coupe en une concentration de la matière noire plus intimement condensée. Ces noyaux étaient assez nombreux et d'un volume variable ; le plus ordinairement du volume d'une noix, autant que nous avons pu en juger, car leur circonférence était mal délimitée, et ils ne tranchaient pas d'une manière très-sensible sur le reste du tissu.

Le sommet du poumon droit offre cinq ou six cavernes différentes, dont plusieurs auraient aisément pu loger le pouce. Il n'en existe pas au sommet du poumon gauche. On se souvient que c'est au sommet du poumon doit que les signes stéthoscopiques avaient révélé une altération plus avancée.

Le tissu pulmonaire était encore un peu crépitant ; jeté sur l'eau, il surnageait. L'apparente densité du tissu, à la coupe, semblait annoncer un résultat tout opposé.

Les bronches et la trachée étaient remplies d'un liquide en tout analogue à celui que nous avait présenté l'expectoration. Ces crachats même paraissaient avoir altéré la couleur de la muqueuse bronchique, qui avait une teinte ardoisée assez prononcée.

Vertèbres. — L'excavation creusée dans la substance des vertèbres était limitée, dans toute son étendue, par des parois osseuses, sauf dans un petit espace autour de son orifice, où elles étaient complétées par un tissu fibreux et ligamenteux, et en arrière, où l'on apercevait, dans une très-petite étendue, la dure-mère rachidienne.

Le corps de la quatrième vertèbre dorsale avait disparu presque en entier ; il n'en restait que quelques fragments faiblement adhérents aux vertèbres voisines. Les parties inférieure de la troisième vertèbre dorsale et supérieure de la cinquième étaient assez profondément excavées, et offraient chacune une surface anfractueuse faisant partie de la caverne. Dans leur intervalle, deux disques intervertébraux avaient subi une profonde altération. Ils étaient amincis, d'une couleur gris obscur, et n'offraient plus aucune trace d'organisation ; quand on essayait de les saisir, ils s'en allaient en lamelles parallèles.

L'orifice de communication avec la caverne pulmonaire, situé à la partie médiane de la colonne, avait un centimètre d'étendue; son rebord était fermé entièrement par les tissus fibreux et ligamenteux épaissis et adhérents, dans une certaine étendue, aux deux feuillets de la plèvre.

A droite de cet orifice, descendait l'œsophage ; à gauche, l'aorte. Ils n'étaient le siége d'aucune lésion.

L'œsophage obstruait légèrement l'orifice auquel il adhérait dans sa partie gauche. Les corps vertébraux étaient entourés d'un tissu fibreux épaissi et induré. Cette sorte de gaîne, en partie de nouvelle formation, n'était nullement adhérente aux vertèbres altérées. Entre elle et les disques osseux suintait un liquide séro-purulent et d'une teinte noirâtre.

Le tissu osseux qui entourait la caverne n'était pas exempt d'altérations ; il présentait une teinte noir charbon, dans une étendue d'un centimètre. Les lamelles qui composent le tissu spongieux sont hypertrophiées, et les cellules qu'elles circonscrivent sensiblement rétrécies. Le tissu, ainsi modifié, ressemble beaucoup au tissu compacte par ses propriétés physiques, et surtout par sa blancheur et sa densité. Cet état de l'os, difficile à constater à un premier examen, a été de toute évidence après la macération. D'ailleurs, les lamelles osseuses paraissent coupées perpendiculairement, absolument comme les fibres ligneuses rongées par les vers. Cette portion du tissu ayant subi l'hypertrophie, comprenait une zone de 3 millimètres d'épaisseur. Le tissu hypertrophié se fondait, du reste, sans limite tranchée, avec le tissu normal.

Une deuxième caverne était située sur la partie latérale du corps de la cinquième dorsale ; on ne pouvait l'apercevoir qu'en arrachant les fibres ligamenteuses entourant les disques vertébraux, elle contenait une masse semi-fluide, sorte de gelée noirâtre, mal liée, s'enlevant sous un filet d'eau. Qu'était devenu le tissu osseux qui remplissait cette excavation ? Il n'avait pas disparu en entier. Au centre de la caverne, il n'y en avait plus de trace, mais, sur les bords, on voyait encore des aiguilles osseuses considérablement amincies et évidemment en voie de résorption. Ainsi, raréfaction du tissu dans toute la partie infiltrée ; autour de cette partie raréfiée existait une zone dans laquelle le tissu avait, au contraire, subi une condensation évidente.

Des végétations osseuses s'élevaient de différents points des vertèbres, ostéophytes de nature évidemment inflammatoire.

Les côtes offrent, à leur partie antérieure, dans une étendue de 7 ou 8 centimètres, à partir de la colonne vertébrale, des concrétions blanches, peu denses, contenant beaucoup de vaisseaux, recouvertes d'un périoste épaissi et très-vasculaire. Les seules côtes altérées étaient celles qui étaient dans le voisinage des vertèbres malades. Dans cette région, la plèvre et les tissus sous-jacents, imbibés de produits plastiques, d'une épaisseur d'un demi-centimètre, nous présentent à la coupe un aspect lardacé et comme cartilaginifié.

Tumeur blanche du poignet. — La peau, le tissu cellulaire et les ligaments sont convertis en une masse cellulo-vasculaire.

Le trajet fistuleux, passant au travers de cés tissus, arrive à des surfaces osseuses érodées et dépouillées de cartilages. L'extrémité supérieure des deux derniers métacarpiens, le grand os et l'os crochu, ont subi chacun une perte de substance dans les parties où ils auraient dû se toucher. Il en résulte une caverne à parois très-inégales ; elle renferme un séquestre, du volume d'un pois, à lamelles d'un blanc éclatant.

Du reste, les parois de cette caverne présentent les caractères que nous avons vus dans celle des vertèbres : condensation du tissu osseux sur les bords.

Les autres organes n'ont été vus que superficiellement ; ils ne présentaient, à l'extérieur, aucune lésion.

RÉFLEXIONS.

Il est impossible de méconnaître dans ces poumons, remplis d'une matière noire comme de l'encre, l'infiltration du tissu par la matière des mélanoses, portée jusqu'au ramollissement.

Il ne nous paraît pas admissible que ce que nous avons vu puisse se rapporter à une coloration noirâtre produite par les progrès de l'âge, ou à une accumulation de particules charbonneuses, comme chez les mineurs ou les charbonniers. Notre sujet n'avait que vingt-huit ans, et ses travaux ne le retenaient point auprès de foyers en ignition. D'ailleurs, dans les cas dont nous parlons, les sujets, malgré la coloration noire de leurs poumons, n'en jouissent pas moins d'une bonne santé, tandis que dans le cas présent, la mort a été évidemment le résultat de leur altération organique.

Ceci est bien évident ; seulement, en face d'une maladie aussi rare, nous devions écarter tous les doutes avant de déduire de ce cas particulier quelques conséquences générales pour l'histoire de la mélanose.

La mélanose, nous l'avons vu, peut se manifester dans le poumon en masses non enkystées, d'un volume variable et d'une forme irrégulière.

Au lieu d'être réunie en masse, elle peut aussi se trouver disséminée dans le tissu pulmonaire et placée dans l'intervalle de ses molécules intégrantes.

Au fur et à mesure que la maladie avance, il peut se faire que la matière mélanique en masse se ramollisse, à la manière des tubercules, et donne lieu à des excavations après que la matière qui les contenait a été versée dans les bronches. Notre observation prouve incontestablement la possibilité de leur formation.

Je ne parle point ici de l'altération de la colonne vertébrale; en ayant trouvé une de même nature dans un second cas, j'en parlerai après avoir cité l'observation; je puis faire ressortir toutefois ce que le siége de l'affection lui donne de particulier.

La communication d'une caverne du poumon avec une vaste caverne des vertèbres n'avait peut-être jamais été observée. Toutefois, c'est un cas dont on pouvait assez facilement admettre à priori l'existence, lorsque, par suite d'une affection ancienne ou autre, le poumon a contracté des adhérences intimes avec les parois thoraciques.

Avec quel étonnement ne verrait-on pas un malade expectorer des fragments d'os? Cependant le fait est possible, et il aurait pu se produire s'il avait existé dans la caverne de ces petits séquestres éburnés qui existent généralement dans les cas ordinaires de mal de Pott.

S'il se présentait jamais un cas semblable, je crois qu'on pourrait hardiment indiquer l'origine des séquestres expulsés. La coexistence d'une gibbosité, comme dans le cas qui nous occupe, faciliterait singulièrement le diagnostic.

Symptômes. — La mélanose du poumon ne s'est présentée à nous avec aucun signe stéthoscopique spécial. L'expectoration, avec les caractères que nous avons rapportés, offre une importance très-grande ; j'insiste sur la couleur ardoisée, qui paraît avoir quelque chose de pathognomonique.

Le diagnostic de la mélanose du poumon ne peut être possible que dans un cas : celui où l'expectoration se présente avec ses caractères connus. On rencontre également quelquefois des crachats noirs dans la gangrène du poumon, mais le diagnostic ne saurait errer : l'odeur infecte qu'exhale le malade dans la gangrène suffira toujours pour faire reconnaître l'affection.

D'ailleurs, l'aspect des crachats, quoique ayant quelque chose de commun, est loin d'être identique. Dans la gangrène, et j'en ai en ce moment-ci un cas sous les yeux, les crachats contiennent des détritus pulmonaires infects.

Dans la phthisie pulmonaire, j'ai rencontré dans l'expectoration de petits grumeaux avec les caractères que nous avons signalés dans la mélanose ; mais toujours ces grumeaux ont été isolés et en très-petite quantité. Je les attribue à l'envahissement par le produit morbide de portions de poumon renfermant de la matière noire physiologique, dont l'existence est, on le sait, très-fréquente chez les phthisiques, tant dans le tissu pulmonaire que dans les ganglions bronchiques.

Si l'expectoration manque, le diagnostic est impossible. Dans le cas où elle existe, elle nous apprend du premier coup d'œil qu'il y a mélanose et que déjà des masses mélaniques sont en voie de ramollissement ; de plus, par son abondance, elle nous fait assister à la désorganisation progressive du tissu.

Il est remarquable qu'avec une désorganisation si rapide du tissu pulmonaire, il n'y ait eu que peu de fièvre.

Pronostic. — La mélanose du poumon, dans le cas que nous avons sous les yeux, a suivi une marche presque aiguë ; dans quatre ou cinq mois, elle a conduit le malade au tombeau ; il est vrai que nous avions affaire à un sujet déjà sous l'influence d'une diathèse strumeuse ; il nous est impossible, d'après ce cas particulier, de rien préjuger sur sa durée ordinaire.

Nous avons laissé de côté l'étiologie, parce que notre obsérvation ne nous a rien appris sur cette question. Toutefois, nous ferons remarquer que le sujet était scrofuleux, ce qui a dû produire une singulière prédisposition, et qu'il travaillait dans une raffinerie, où les ouvriers, sans cesse exposés presque nus à d'énormes changements de température, prennent souvent les germes d'affections chroniques de poitrine.

Ferons-nous maintenant, avec Bayle, une espèce particulière de phthisie des cas dans lesquels on rencontre dans le poumon des mélanoses en masses distinctes, ou l'infiltration du tissu pulmonaire par la même matière morbifique.

Cette classification des mélanoses, parmi les espèces de phthisie, paraît à Laennec aussi mal fondée sous le rapport pratique que sous le rapport anatomique. Nous ne donnerons point les raisons sur lesquelles il s'appuie, ce serait oublier le but que nous nous proposons. Disons, toutefois, que Laenneo n'avait jamais observé de cavernes mélaniques dans le poumon ; que l'existence d'une caverne établit une analogie complète entre les deux affections pulmonaires, analogie que vient encore corroborer la complète similitude des signes stéthoscopiques.

L'expression de Bayle, *phthisie mélanique*, nous paraît donc devoir être conservée, sinon pour tous les cas de mélanose du poumon, du moins pour ceux qui se présentent avec les caractères que nous avons observés. Il a l'avantage de montrer du premier coup les rapports intimes qui unissent la masse mélanique et le produit tuberculeux.

OBSERVATION II.

MÉLANOSES DÉVELOPPÉES DANS UN GRAND NOMBRE D'ORGANES.

Une malade, âgée de soixante ans, entre au cabinet 8 de l'hôpital de Nantes, dans le courant de mai 1859, maigre et débilitée.

Elle nous présente sur la joue gauche une tumeur grosse comme une noix, d'une teinte noirâtre assez foncée à sa partie supérieure, d'un rouge obscur en bas. Elle portait cette tumeur depuis plusieurs mois ; l'accroissement était lent, mais continu ; du reste, pas de douleurs.

Cette tumeur était entourée de quatre autres, moins saillantes, du volume ordinaire d'un furoncle, ayant une teinte d'un noir d'ébène.

Engorgement des ganglions sous-maxillaires.

Diagnostic. — Cancer mélané.

L'état général de la malade était assez bon ; rien n'annonçait la tendance de la maladie à se généraliser, sauf l'engorgement ganglionnaire, qui peut-être encore était simple.

Devait-on enlever les tissus dégénérés, ainsi que les ganglions, pour restaurer par un lambeau autoplastique la perte de substance ? L'âge avancé de la malade, l'état ridé de la peau, parurent une contre-indication formelle ; on se décida pour les caustiques. Une application de pâte de Canquoin détermine la formation d'une eschare d'un demi-centimètre d'épaisseur. Cette eschare nous laisse à découvert une plaie à bords réguliers et à fond rougeâtre, n'ayant rien de suspect. Cicatrisation assez rapide.

Les autres tumeurs de la joue ne paraissent prendre aucun développement. La malade, se trouvant dans un état satisfaisant de santé, demande son exeat. Elle sort vers le milieu de juillet, deux mois environ après son entrée.

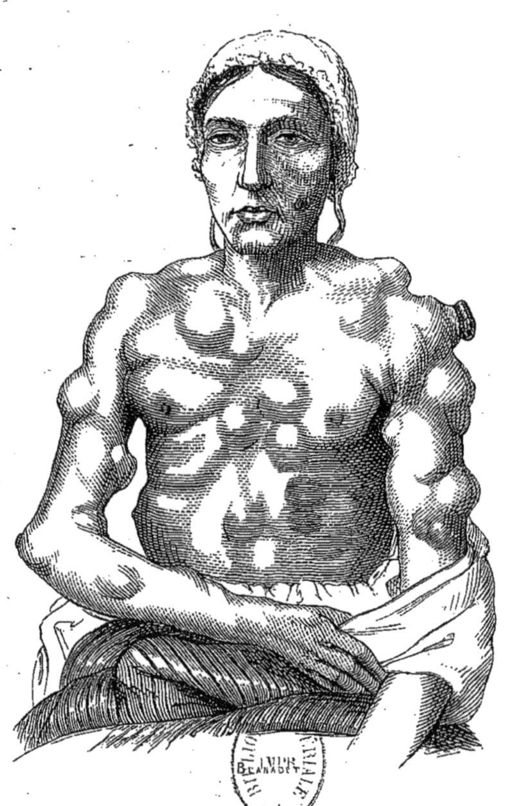

FIG. 2. — *Mélanose généralisée.* — Dessin de la malade faisant l'objet
de l'observation II.

Le 14 août, nous la retrouvons à la salle 11. L'affection s'est généralisée avec une effrayante rapidité (fig. 2). Un grand nombre de tumeurs, de la grosseur, de la forme et surtout de la couleur d'un grain de cassis, se remarquent sur le cou, les bras, la partie antérieure et les parties latérales de la poitrine, de l'abdomen. Les cuisses, les avant-bras et les jambes n'en présentaient pas. Ces tumeurs se sentaient comme des points d'induration acuminés et très-circonscrits.

Sur la joue, les quelques tumeurs qui entouraient celle qui avait été opérée ne paraissaient pas avoir pris un grand développement; mais il en était apparu une nouvelle, presque aussi volumineuse que la première, un peu au-dessous de la cicatrice qui était parfaitement intacte.

La malade était dans un état de faiblesse extrême : diarrhée colliquative, anorexie complète, pouls petit et très-dépressible.

Les jours suivants, ces symptômes furent en augmentant d'intensité; de l'œdème se manifeste aux membres inférieurs; affaiblissement rapide, et mort le 24.

Autopsie faite quarante heures environ après la mort.

Le cadavre est médiocrement émacié; œdème des membres inférieurs; rigidité peu prononcée.

Tumeurs de la joue. — Nous procédons à l'examen en commençant par les tumeurs de la joue et celles du tissu cellulaire. La tumeur la plus saillante avait le volume d'une noix; une de ses moitiés avait une teinte plus foncée que l'autre. La pièce ayant macéré, nous enlevons l'épiderme avec la plus grande facilité. Il recouvrait les tumeurs noires, dont il formait la seule enveloppe; seulement il n'avait plus là les caractères que nous lui trouvons ailleurs : il ressemblait à une fausse membrane blanchâtre et sa continuité avec l'épiderme de la joue le faisait seul reconnaître; c'était un épiderme mort, fait dont on se rend parfaitement compte.

A la coupe, la tumeur nous offre une teinte obscure, mais beaucoup moins noire que sa superficie, sauf en quelques points dispersés. La partie la plus noire forme une couche bien tranchée d'un demi-centimètre à un millimètre d'épaisseur au-dessous de l'épiderme. Elle semble avoir remplacé les autres couches de la peau.

Cette tumeur volumineuse de la joue n'était point la récidive sur place de celle qui avait été opérée, comme on l'aurait pensé au premier abord. Un examen attentif permet de découvrir au-dessus de la nouvelle tumeur un espace circulaire, de la grandeur d'une pièce d'un franc, d'un blanc mat, entouré d'un bourrelet saillant vers lequel convergent les plis de la peau ; c'était évidemment là le tissu inodulaire qui avait recouvert la perte de substance faite par les caustiques. La récidive n'avait pas eu lieu sur place.

Les autres tumeurs développées dans le tissu cellulaire avaient un aspect plus homogène, elles étaient d'un noir plus uniforme ; les unes offraient une certaine consistance, d'autres étaient tout à fait liquides et se composaient d'un kyste rempli d'une matière noire comme de l'encre.

Cavité crânienne. — Avant de briser la calotte du crâne, nous enlevons les téguments qui la recouvrent ; nous mentionnons en passant des tumeurs noires, situées entre les téguments et le péricrâne, d'autres entre le péricrâne et la table externe.

Les méninges n'offrent aucune altération. Dans le tissu cellulaire sous-arachnoïdien nous voyons une vingtaine de petites tumeurs du volume d'un grain de cassis, de couleur noire foncée, de forme sphérique, sans kyste apparent.

A la partie supérieure de l'hémisphère gauche, plusieurs points de ramollissement très-évidents, avec coloration jaunâtre très-prononcée de la partie ramollie. Le nombre de ces points de ramollissement jaune s'élevait à cinq ou six.

Dans plusieurs points de la pulpe cérébrale, petits foyers

hémorrhagiques de 4 à 5 millimètres d'étendue, contenant un sang noirâtre demi-fluide. A gauche, au-dessus de la protubérance et occupant une partie de la couche optique, foyer hémorrhagique du volume d'une petite noix, à parois anfractueuses ; il contenait un gros caillot d'un rouge obscur et devait être très-récent ; pas de ramollissement autour du foyer ; au milieu de la substance blanche, noyau mélanique avec les caractères suivants : partie centrale ellipsoïde, d'une teinte grisâtre, entourée d'une aréole d'un millimètre d'épaisseur et d'une teinte noire foncée.

Cavité thoracique.—Poumons sains, sauf un peu d'engouement hypostatique, seulement quelques adhérences. Les ganglions bronchiques ne présentent point une couleur noire aussi foncée qu'ils l'ont souvent. Le cœur a son volume normal, il renferme des caillots noirâtres, peu consistants, point de caillots fibrineux.

Sous les plèvres, quelques tumeurs comme de gros grains de plomb.

Cavité abdominale. — Le foie est très-volumineux, il occupe même tout l'hypochondre gauche, il présente à l'extérieur un grand nombre de plaques noires circulaires, entourées d'une aréole blanche. L'enveloppe péritonéale s'enlève aisément, la capsule de Glisson, dans les portions à coloration noire, paraît moins intimement unie au tissu hépatique. Les taches noires si remarquables répondent à la partie externe des tumeurs englobées dans le foie.

Le parenchyme de l'organe était rempli de noyaux qui offraient des aspects assez différents.

Les uns étaient remplis d'une matière d'un noir très-foncé, ressemblant à la matière noire du Lycoperdon, vulgairement vesse-de-loup ; d'autres présentaient un aspect plus dense et plus humide offrant à la coupe des altérations dans la coloration ; ils imitaient assez bien la coupe d'une truffe.

Enfin, d'autres en très-grand nombre étaient remplis d'une

matière lie de vin paraissant contenir des détritus du tissu de l'organe présentant l'aspect de ces nombreux foyers hémorrhagiques plus ou moins altérés, qu'on rencontre souvent en incisant les vastes encéphaloïdes du testicule ou de l'ovaire.

C'était encore à peu près l'aspect des abcès métastatiques du foie à leur première période.

Kyste hydatique. — Sur la face convexe du foie, à peu près sur la ligne médiane, et légèrement en avant, existait une large cavité pleine d'hydatides.

Le kyste engagé en partie dans le foie soulevait le diaphragme et faisait à l'intérieur de la poitrine une saillie très-remarquable et très-facile à apprécier. La face concave du diaphragme lui était intimement unie.

Voici la structure de cette production, de dehors en dedans :

1° Kyste fibreux adventif de 1 à 2 millimètres d'épaisseur recouvert par le péritoine dans une partie de sa surface, pénétrant le tissu du foie dans le reste de son étendue; il paraissait en recevoir un grand nombre de vaisseaux; il était formé d'un tissu fibreux blanc à la coupe, à fibres résistantes et ligamenteuses. Sa face interne paraissait doublée d'une membrane offrant les caractères d'une séreuse et incrustée de matières inorganiques peut-être calcaires.

2° A la face interne du kyste, une couche pulpeuse, jaunâtre, de consistance de fromage mou, sorte de bouillie d'ochre assez mal liée.

3° Hydatides mères rompues, larges membranes flottantes. Deux de ces membranes, poches sphéroïdales rompues, nous présentent, dans une partie de leur étendue, un disque chargé d'une centaine de petites vésicules rondes, agglomérées; elles étaient transparentes et d'un volume variable, mais toutes fort petites.

Quelques hydatides dispersées, du volume d'un grain de raisin, se remarquent çà et là, plusieurs sont remplies d'une matière jaunâtre, analogue à celle que nous avons rencontrée dans le kyste adventif.

Rate. — Elle présentait à la coupe, dans sa partie supérieure, une teinte noire très-foncée.

Les reins n'offraient aucune lésion, les globes oculaires étaient sains, la choroïde avait sa couleur normale, pas de masses mélaniques dans les orbites.

Les capsules surrénales ne m'ont rien présenté d'anormal dans leur disposition.

Appareil digestif. — La *langue* nous offre à sa face inférieure, des deux côtés du frein et se prolongeant assez loin en arrière, des taches d'un rouge noirâtre en grand nombre, mal délimitées, présentant en général un point d'une teinte plus foncée. Ces taches sont situées sous la muqueuse et ressemblent beaucoup à des pétéchies scorbutiques. Leur nature ecchymotique m'a paru incontestable. A la face supérieure, sous la muqueuse papillaire, on remarque un certain nombre de ces taches plus petites et plus exactement circulaires ; elles ont la teinte ardoisée de quelques taches de fièvre typhoïde; dans l'épaisseur des muscles, ecchymoses très-prononcées et diffuses.

Sur un des replis aryténo-épiglottiques et dans le tissu sous-muqueux, petite tumeur, semblable à un grain de cassis; je l'incise et il s'en écoule un liquide noir. Le kyste s'affaisse, perd sa couleur qui était évidemment due à celle du liquide contenu.

Dans l'intestin, tumeurs nombreuses, comme des grains de plomb, d'un noir très-foncé, placées dans le tissu cellulaire sous-muqueux, la muqueuse qui les recouvre est amincie; quelques plaques de Peyer à l'état réticulé. Sur une de ces plaques je trouve une tumeur noire avec les caractères précédents.

Les anses anastomotiques qui entourent l'intestin nous offrent des vaisseaux saillants, arrondis et gonflés, remplis d'un sang noirâtre ; aucune vascularité autour des tumeurs noires.

Tumeurs identiques dans le mésentère, le corps thyroïde, les glandes mammaires, etc.

———

Étudions maintenant les lésions dont le squelette était le siége : pour procéder avec méthode, nous décrirons les lésions constatées d'abord dans les os courts, puis dans les os plats, enfin dans les os longs.

Dans les os courts. — Un trait de scie longitudinal divise la colonne vertébrale.

Tous les corps des vertèbres sont imprégnés d'une matière noire dont il nous est impossible d'apprécier la consistance. Cette matière noire imprègne quelquefois un corps de vertèbre tout entier, mais le plus souvent, nous trouvons sur chaque vertèbre deux ou trois noyaux circulaires grands comme des centimes ; on s'assure aisément que ces noyaux qui paraissent circulaires à la coupe sont sphériques.

Dans les parties infiltrées, le tissu spongieux est moins résistant ; les lamelles se laissent plus facilement briser sous le scalpel qui les pénètre sans difficulté.

Caverne dans l'axis. — Le corps de l'axis et la base de l'apophyse odontoïde sont occupés par une caverne du volume d'une petite noix ; cette caverne contient une sorte de masse noire, gélatineuse, s'en allant en lambeaux quand on essaye de la soulever avec les pinces. Je la fais aisément disparaître sous un courant d'eau. La caverne apparaît alors avec ses parois anfractueuses d'une teinte obscure. A un examen attentif, on reconnaît aisément qu'elle résulte de la fusion de trois autres cavernes sphériques : trois noyaux ramollis s'étaient réunis dans un espace commun.

Les parois de la caverne nous offrent encore un exemple de condensation du tissu osseux ou d'hypertrophie interstitielle, comme on voudra l'appeler.

Le sacrum, les os coxaux, toutes les portions de la base du crâne qui contiennent beaucoup de tissus spongieux, apophyse basilaire de l'occipital, condyles de l'occipital, etc., le sternum, étaient infiltrés du produit morbide qui ne paraissait pas y affecter de forme spéciale; toute l'étendue de ces os avait une teinte uniforme, et en les brisant avec un marteau, on voyait jaillir à chaque coup des gouttes d'un liquide épais et opaque, de même nature que la matière qui infiltrait les corps des vertèbres sous forme de noyaux arrondis.

Os plats. — La voûte du crâne a une épaisseur assez peu considérable ; lorsqu'on regarde au travers , on aperçoit par transparence une vingtaine de plaqués arrondies et noires interposées dans le diploé. Nous enlevons la table externe avec le burin dans les points qui correspondent aux taches mélaniques. Le diploé seul prend part à l'altération. Infiltration diffuse de matière noire dans les côtes. Ces os se brisent avec une extrême facilité ; nous avons en ce moment sous les yeux une des côtes altérées qui a subi la macération, le périoste s'enlève de lui-même, et lorsque nous pressons entre les doigts, il suinte de tous les conduits osseux un liquide noirâtre.

Os longs. — Le périoste n'offre rien à considérer. On aperçoit au-dessous une foule de points où le tissu osseux offre une teinte noirâtre, circonscrite ; en enlevant les lamelles osseuses, on découvre que cette teinte noire tient à de petites tumeurs plus ou moins profondément situées, quelquefois même placées sur les limites du tissu spongieux. Aux environs des extrémités articulaires, ces taches noires paraissent se multiplier ; on en aperçoit un certain nombre au travers des cartilages diarthrodiaux.

Nous coupons longitudinalement les os : dans les extrémités spongieuses (fig. 3), foule de noyaux en tout semblables à ceux trouvés dans les vertèbres. Ils sont sphériques, et dans leur étendue le tissu spongieux est raréfié à divers degrés.

Dans le corps des os longs, une multitude de tumeurs, comme de grosses pilules noirâtres, tantôt se touchant par plusieurs de leurs points et agglomérées, tantôt isolées et dispersées. Le canal central des humérus en était littéralement rempli. Les fémurs en contenaient également, mais en moindre quantité ; de même les tibias. Nous avons recueilli une certaine quantité de ce magma rougeâtre, l'acide nitrique l'a converti en une substance jaunâtre comme les autres produits organiques.

Les clavicules présentaient, dans leurs extrémités, des points d'infiltration diffuse, dans leur corps, de petits noyaux arrondis et sphéroïdaux. Les lésions semblaient tenir le milieu entre celles des os longs et celles des os plats ; il devait en être ainsi dans un os que les anatomistes rangent dans l'une ou l'autre classe.

OBSERVATION III.

Dans le courant d'août 1862 on apporta à l'amphithéâtre des hôpitaux le cadavre ouvert d'un homme adulte. Sur l'extrémité supérieure du tibia droit, existent trois tumeurs qui soulevaient la peau. La plus volumineuse paraissait avoir le volume d'un œuf de poule, elle faisait sous les téguments une saillie de 1 centimètre 1/2 à 2 centimètres, et à son niveau, la peau amincie présentait une teinte noire très-prononcée. Au niveau des deux autres qui soulevaient moins la peau, la couleur noire était moins prononcée, mais la peau cependant avait une teinte altérée.

Je constatai l'existence de tumeurs du même genre dans l'os

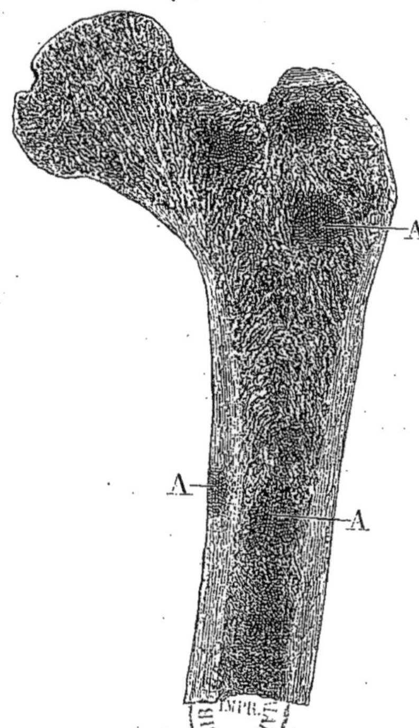

FIG. 3. — Coupe du corps du fémur et de l'extrémité supérieure
du même os. (Observation II.)

A, A, A, Masses mélaniques en forme de globules circulaires dans l'épaisseur
du tissu spongieux, dans le canal médullaire et dans l'épaisseur même
du tissu compacte.

iliaque droit, au voisinage de la symphyse et au niveau de l'espace sus-cotyloïdien.

La section de ces tumeurs me montra des masses noires peu dures, s'écrasant avec une facilité remarquable, logées dans une excavation osseuse de même dimension. Disparition complète du tissu osseux au niveau de ces productions.

Dans la tumeur placée au-dessus de la cavité cotyloïdienne, existait quelque chose de remarquable : la matière noire prise en masse était comme flottante dans un liquide séreux. On eût dit, sauf la couleur, un jaune d'œuf dans son albumen ; ce liquide était extrêmement transparent et séreux.

Au voisinage de l'excavation osseuse, l'os avait bourgeonné et de nombreuses stalactites osseuses indiquaient les traces du travail d'inflammation qui s'était produit.

La tumeur voisine de la symphyse était ulcérée, je n'eus point la possibilité de couper les autres os du squelette. Ce fait est donc incomplet ; mais je ne doute point que l'examen de la colonne vertébrale ne m'eût montré de nombreuses taches mélaniques disséminées dans le tissu spongieux.

OBSERVATION IV.

J'assistai, dans le courant de décembre 1862, à une autopsie à l'Hôtel-Dieu. Il y avait dans l'aisselle un cancer mélanique ulcéré et une ulcération mélanique large de 5 à 6 centimètres sur la jambe du même côté.

Les ganglions inguinaux présentaient les caractères très-tranchés attribués au cancer mélané.

Je n'insiste que sur la lésion des os. La colonne vertébrale et le fémur du côté malade furent ouverts avec soin. Dans les vertèbres nous constatâmes l'existence d'un suc particulier noirâtre, s'écoulant à la section du tissu spongieux et colorant toutes les vertèbres lombaires et la partie inférieure de la région dorsale d'un bistre foncé. Le tissu spongieux était mou, mais n'offrait point de ramollissement bien marqué, si nous observons que la malade était une femme déjà âgée.

Le fémur renfermait une sorte de masse gélatineuse, d'une couleur rouge très-foncée presque noirâtre, d'une consistance très-peu considérable et tremblotante comme la gelée de groseille. Toute la longueur du canal médullaire du fémur droit était occupée par cette masse.

Les viscères, examinés avec soin, n'étaient le siége d'aucune lésion.

OBSERVATION V.

Dans le courant de mai 1862, M. le professeur Velpeau opéra à sa clinique une malade âgée de cinquante ans environ. Paysanne robuste et bien portante en apparence, elle avait une tumeur mélanique au gros orteil du pied droit. Malgré l'existence d'un gros ganglion dans l'aine, et sur les instances de la malade, M. Velpeau consentit à pratiquer l'amputation de l'orteil, non sans cacher ses craintes. *Examen de l'orteil :* Mélanose périostique.

La mélanose, dit Collis (*On the diagnosis and treatment of cancer and the tumours analogous to it*), a été généralement placée parmi les cancers ; cependant elle n'est pas toujours de nature cancéreuse. C'est un accident qui peut se manifester dans beaucoup de tumeurs, plutôt qu'une forme bien distincte de production pathologique. La proposition de Collis est vraie en partie du moins ; mais si la mélanose complique en effet souvent des tumeurs cancéreuses ou autres, elle n'en est pas moins susceptible de former à elle seule des tumeurs multiples nombreuses, uniquement composées de la matière mélanique et bien cancéreuses, c'est-à-dire *multiples* et déterminant une cachexie en tout analogue à celle des maladies cancéreuses ;

c'est ce que démontrent une de nos observations et le fait suivant très-intéressant emprunté au remarquable et si consciencieux ouvrage de Collis.

OBSERVATION VI (D'APRÈS COLLIS).

Malade âgée de cinquante-sept ans. Avant l'entrée de la malade à l'hôpital, douleur vive et soudaine à l'angle interne de l'œil droit. Cette douleur revient une fois par jour à des heures différentes.

La douleur devint de plus en plus intense et d'une durée plus longue, elle s'étendit à l'angle externe, à la pupille et à la tempe; larmoiement, vision intacte.

Tout à coup la malade s'aperçoit que les rayons lumineux ne passaient plus que par la partie inférieure de la pupille; l'état alla toujours s'aggravant.

À son entrée à l'hôpital, tuméfaction considérable de la lèvre supérieure, chémosis péricornéal; l'ouverture de la pupille est déformée, légèrement agrandie, faisant une forte saillie en avant, à sa partie inférieure et interne.

La sclérotique était amincie et proéminente, de couleur noirâtre; la cornée était transparente; capsule cristalline opaque. Le cristallin contenu dans sa capsule était légèrement projeté en avant dans la chambre antérieure; on ne pouvait plus distinguer l'iris, il était déplacé, laissant la pupille largement ouverte, et permettant le déplacement du cristallin en avant; les mouvements de la pupille était libres.

Pour diminuer la tension intra-oculaire, je pratiquai des ponctions. Cela amena un soulagement considérable, le lendemain je m'aperçus qu'une substance noire avait traversé la sclérotique au point où j'avais ponctionné l'œil. Léger soulagement.

Un examen microscopique pratiqué sur une parcelle de la tumeur saillante, nous apprit qu'elle était composée de cellules pigmentaires granulées sans trace de cellules cancéreuses. Vision entièrement perdue. La malade souffrait et se tourmentait beaucoup. La maladie était encore parfaitement localisée et limitée au globe de l'œil. État général bon. Prenant ces faits en considération, et craignant l'envahissement des muscles de l'orbite, je provoquai une consultation et, d'un commun accord, on convint de pratiquer l'ablation du globe de l'œil. Je fis l'opération le 5 octobre 1857, deux ans après le début de la maladie.

Les muscles furent enlevés avec le globe de l'œil pour être sûr que toutes les parties malades fussent bien complétement enlevées.

La tumeur fut divisée : elle était de consistance plus ferme que le reste du globe de l'œil et assez bien circonscrite ; elle était formée d'une matière colorante amorphe, de globules graisseux et de globules colorés réunis en masse. Aucune trace de cellules cancéreuses ; elle ne ressemblait en aucun point aux tumeurs cancéreuses. La matière cancéreuse était répandue dans l'humeur vitrée, la rétine, la capsule du cristallin et l'iris ; aucune trace de matière colorante dans le cristallin ou la sclérotique (même en comprimant la tumeur), il n'y en avait point dans le nerf optique ni dans les muscles ; le cristallin était encore dans sa capsule, il avait été assez projeté en avant pour remplir toute la chambre antérieure.

Tout alla bien au point de vue de l'opération ; les paupières furent réunies et suturées au devant de l'orbite ; aucune récidive ne se manifesta dans le voisinage.

Je l'ai vue plusieurs fois l'année suivante. En février 1857, elle vint me montrer une petite tumeur globuleuse qui s'était formée en peu de temps au-dessous de la peau du sein droit, près de l'aisselle, avec quelques racines adhérentes dans la glande et dans la peau. Elle avait grossi en produisant beaucoup de douleur, et avait atteint la grosseur d'un haricot. Arrivée à ce volume, elle n'augmenta plus. Elle était doulou-

reuse au toucher, de consistance dure, de couleur noire mélanique, bien appréciable à travers la peau. — Lotion de sous-
acétate de plomb : légère diminution du volume de la tumeur.
— La tumeur paraissant unique, je l'aurais enlevée si la malade y avait consenti.

Je revis la malade en 1860. Il y avait, à cette époque, trois
tumeurs dans le sein droit, parfaitement séparées l'une de
l'autre ; une autre dans le sein gauche, et plusieurs autres disséminées sur les jambes, les bras et le dos.

L'histoire de toutes ces tumeurs était la même : elles crois-
saient toutes jusqu'au volume d'une châtaigne ; les douleurs
cessaient, une certaine diminution se manifestait dans le volume des tumeurs et en même temps apparaissaient ailleurs
d'autres tumeurs.

Il n'y avait rien à faire à la pauvre femme pour empêcher le
développement de ces tumeurs. Je lui donnai des toniques
pour essayer de maintenir son état général. Sur l'os malaire
gauche, se présentait un groupe de tumeurs irrégulièrement
ovales, mobiles sur le périoste. Le thorax, les bras, le cou
étaient couverts de productions mélaniques de toute dimension ; elles présentaient l'aspect de masses noires, vues par la
transparence de la peau. Sur le dos, entre les épaules, existait
une tumeur noire, brillant comme la plombagine ; il y en avait
une sur les lombes, à surface ulcérée et saignante ; elle était
d'un noir intense. Elles étaient moins nombreuses sur les bras
et sur les jambes, mais quelques-unes avaient le volume d'une
orange. Le plus grand nombre était de la grosseur d'une noix
ou d'un œuf de pigeon. Elles devinrent beaucoup plus nombreuses dans les derniers jours de la vie, etc., etc.

La malade succomba enfin à une hémorrhagie, cinq ans
et demi après l'opération. Je fis l'examen des tumeurs qui me
parurent situées dans les follicules sébacés ; l'autopsie ne fut
point pratiquée.

Le lecteur aura sans doute été frappé de la grande analogie qui existe entre cette observation et celle de la malade dont nous avons examiné si minutieusement tous les organes. Nul doute que si M. Collis eût obtenu l'autorisation de pratiquer l'ouverture du cadavre, il n'eût trouvé dans tous les viscères des productions mélaniques analogues de formes, identiques de nature, en tout parfaitement semblables à nos mélanomes.

M. Collis paraît placer les tumeurs mélaniques observées sur sa malade dans les follicules sébacés. Il ne nous donne point la démonstration du fait, et nous contestons que la maladie ait une affinité spéciale pour les glandes de la peau. Il en est de la mélanose comme du cancer *morbus totius substantiæ* : elle va partout, envahit tout ; assigner des bornes à son envahissement, c'est méconnaître sa nature.

RÉFLEXIONS.

Nous avons vu, dans la première observation, la mélanose envahir le tissu pulmonaire et en déterminer la désorganisation ; notre deuxième observation va nous permettre de suivre le même produit morbide dans un certain nombre de tissus qui, dans le premier cas, n'étaient pas altérés.

Premièrement dans le tissu cellulaire : Nous y avons observé deux sortes de tumeurs : les unes formées d'une matière noire liquide enkystée ; les autres solides et sans kyste. Ces tumeurs sont-elles à deux degrés divers de crudité et de ramollissement ? Je ne le crois pas. Je ne vois pas très-bien dans ce cas comment aurait pu se produire le kyste ; d'ailleurs si les choses s'étaient passées ainsi, n'en aurais-je pas trouvé au milieu des nombreuses tumeurs que j'ai observées à des degrés divers de consistance ; or c'est un fait que je n'ai point constaté.

Tout s'explique au contraire très-bien, en admettant, avec Cruveilhier, le dépôt dans les mailles du tissu cellulaire d'un produit noir à l'état liquide dans un cas, à l'état concret dans un autre.

Lorsque la matière est à l'état liquide, elle refoule le tissu cellulaire, et c'est ainsi qu'elle s'enkyste; dans le cas où la matière déposée est à l'état concret, elle infiltre seulement le tissu cellulaire qui disparaît peu à peu par un mécanisme que nous étudierons plus tard. Je prévois un certain nombre d'objections à mon explication.

Quoi qu'il en soit, les faits sont là et le dépôt de deux matières, l'une liquide, l'autre concrète, me paraît hors de doute.

De la mélanose dans le tissu hépatique. — Le foie est l'organe où j'ai vu les masses présenter la plus grande densité et le plus de ressemblance avec le tissu de la truffe. Je n'y ai point observé de masses liquides. Quant aux cavernes remplies de produits semi-fluides d'une teinte rougeâtre et d'une odeur désagréable mêlés de sang et de détritus de l'organe, je les regarde comme des fragments du foie altérés consécutivement. On comprend en effet que des masses mélaniques aussi volumineuses ne puissent se développer sans produire des compressions et des oblitérations de vaisseaux, et postérieurement des mortifications partielles du tissu : l'isolement des lobules hépatiques permet de comprendre qu'à quelque distance d'un point où le tissu était entièrement désorganisé, nous trouvions un parenchyme avec ses caractères normaux.

Tissu osseux. — Nous arrivons enfin au tissu osseux dont il nous sera permis d'étudier l'affection mélanique d'une façon complète, ayant été à même d'en suivre le développement d'après l'étude de plusieurs pièces où elle était évidemment à des degrés divers.

Nous distinguerons pour l'étude trois degrés dans l'altération des os par les mélanoses.

1er DEGRÉ. — *Infiltration du tissu spongieux, ou dépôt de la matière dans le canal médullaire.*

2ᵉ DEGRÉ. — *Destruction du tissu osseux infiltré.*

3ᵉ DEGRÉ. — *Phénomènes d'élimination de la substance.*

Nous terminerons par l'étude de certaines altérations consécutives qui se produisent dans les tissus circonvoisins, et notamment de l'hypertrophie interstitielle.

1ᵉʳ DEGRÉ. — Pour expliquer l'infiltration générale du tissu spongieux nous devons admettre une diathèse, c'est-à-dire une constitution morbide qui produit au même moment et dans divers tissus une lésion identique. Ce que tous les jours nous voyons se passer dans les cas de tuberculisation généralisée, nous l'avons observé pour la mélanose ; toutefois nous n'avons jamais vu le tubercule envahir le système osseux d'une manière aussi complète et en si peu de temps. Cette diathèse que nous sommes obligé d'admettre n'éclaire malheureusement pas beaucoup la question, elle a seulement l'avantage de rattacher l'affection que nous avons sous les yeux à un objet connu, le tubercule par exemple. Comment connaîtrions-nous le mode de formation de toutes ces masses mélaniques quand l'origine des tubercules des os, malgré les nombreux travaux dont ils ont été l'objet, est encore presque toute à faire. M. Nélaton, il est vrai, a voulu reculer la difficulté en assignant pour origine au tubercule la granulation demi-transparente, production que j'ai vainement cherchée dans plus de quinze pièces d'affections tuberculeuses des os, ce qui prouve, pour le moins, qu'elle doit être prodigieusement rare, comparativement au grand nombre de tubercules des os. Quoi qu'il en soit, je n'ai rien vu dans ma mélanose que je puisse regarder comme analogue de cette infiltration demi-transparente si l'on doit l'admettre, rien en un mot, qu'il me fût permis de regarder comme un degré de l'affection mélanique osseuse moins avancé que l'infiltration noire. Ce dépôt de matière noire se ferait-il donc d'emblée ? C'est un mode de formation que je n'admets qu'avec répugnance.

Que cette infiltration soit primitive ou autre, une fois qu'elle existe le tissu osseux offre l'aspect connu. Le tissu adipeux qui, à l'état normal, est situé entre les cellules du tissu spongieux, n'existe plus et il est entièrement remplacé par la matière noire, ce dont on s'assure aisément en enlevant cette matière sous un filet d'eau. Les lamelles osseuses ainsi dépouillées de cette tache d'encre apparaissent blanches comme sur un os macéré pendant longtemps.

Les noyaux déposés dans le canal médullaire tout le long de la diaphyse, offrent exactement les mêmes caractères ; étant situés dans un tissu plus raréfié que les tumeurs des os courts, leur forme sphérique est plus facile à apprécier.

2° DEGRÉ. *Destruction du tissu spongieux dans toute la partie infiltrée.* — J'ai eu l'occasion de l'observer dans plusieurs points et de la suivre pour ainsi dire pas à pas. Les lamelles de tissu osseux diminuent d'abord au centre de la partie infiltrée ; on les voit s'amincir, puis manquer tout à fait. Elles existent encore le long des parois à l'état de minces aiguilles osseuses, adhérant seulement par leur base. Enfin elles disparaissent tout à fait, et alors le noyau mélanique, qui n'est plus à l'état infiltré, se trouve contenu dans une caverne dont les parois présentent des fibres osseuses coupées perpendiculairement. J'ai vu ces divers degrés d'abord dans la petite caverne située sur la partie latérale de la cinquième vertèbre dorsale (observ. I), puis dans la caverne de l'axis (observ. II).

Mais qu'est devenu le tissu spongieux, qui, infiltré de matière mélanique, s'est peu à peu raréfié et a fini par disparaître en entier ? Il n'a pu disparaître que de deux façons : ou il a été résorbé, ou il a été converti par sa mélanose en sa propre substance ; je crois pouvoir affirmer qu'il a été résorbé, car si d'un côté il est impossible d'admettre qu'un produit calcaire soit changé en cette matière noire, la résorption satisfait bien mieux l'esprit, et d'ailleurs concorde avec les faits.

Le tissu osseux se raréfie du centre à la circonférence, il
disparaît d'abord au centre, et longtemps après, il existe encore
sur les limites de la partie infiltrée, en forme d'aiguilles minces qui doivent disparaître plus tard ; cela ne prouve-t-il pas
d'une manière incontestable, que le tissu infiltré rentre dans
l'économie, les parties les plus centrales les premières ; celles-
ci en effet, nous pouvons l'admettre, manquent les premières des
éléments nécessaires à leur restauration, comme étant les plus
éloignées du tissu sain, l'absorption continuant à s'effectuer.

Voilà un fait qui au premier abord paraîtra des plus surpré-
nants : au fur et à mesure que le tissu infiltré se résorbe, les
portions de tissu, voisines de celles qui ont subi l'altération,
loin de se raréfier, se condensent, les lamelles qui constituent
les cellules s'épaississent. Voilà à coup sûr une altération des
plus remarquables, mais qui n'est point spéciale à l'affection qui
nous occupe ; cette altération, nous la retrouvons dans l'affection tuberculeuse, mais avec des caractères tout spéciaux.

Cette hypertrophie interstitielle tient à coup sûr à une ostéite
chronique et condensante déterminée par le voisinage du produit morbide. On pourrait dire peut-être que les éléments qui
constituaient la caverne et qui ont été résorbés, se sont conden-
sés sur ses bords, mais l'explication par l'ostéite est beaucoup
plus près de la vérité probablement, car dans d'autres tissus,
j'ai vu auprès des masses mélaniques des traces non équivoques
d'inflammation.

3ᵉ DEGRÉ. *Élimination du produit morbide.* — Le produit
morbide ayant une fois déterminé la destruction des lamelles
osseuses, la nature semble faire ses efforts pour l'éliminer;
c'est ainsi que sur les os longs, j'ai vu en plusieurs points les
lames osseuses de la diaphyse amincies au niveau des points
noirs que j'ai signalés en enlevant le périoste.

Des trois cavernes que j'ai vues, une était ouverte à l'extérieur par l'intermédiaire du poumon, les deux autres étaient

à la superficie et recouvertes seulement par les ligaments vertébraux manifestement épaissis en plusieurs points.

Étude des lésions que présentent les tissus circonvoisins. — C'est
aux environs de l'affection vertébrale de la première observation qu'elles se sont présentées avec le plus d'évidence. Les
parties molles, tissus cellulaires et ligamenteux, étaient manifestement épaissies. Dans plusieurs points, les tissus sous-jacents
à la plèvre avaient acquis une épaisseur d'un demi-centimètre,
ils étaient comme squirrheux. Cet état tenait à la phlegmasie
chronique et à l'infiltration de produits plastiques dans les
tissus; c'est une lésion tout à fait secondaire et consécutive,
n'ayant rien de spécial au cas qui nous occupe, mais se retrou-
vant autour de toutes les tumeurs blanches, du mal de Pott en
particulier.

La partie antérieure de l'arc des côtes avait également pris
part à l'inflammation, car, dans le tiers interne de leur longueur, leur tissu était épaissi et couvert d'ostéophytes blancs
surajoutés au tissu dans une grande étendue. Périoste épais et
très-vasculaire : on voit un grand nombre de vaisseaux en
partir et s'enfoncer dans les porosités que présentent ces productions nouvelles.

Il est un fait noté dans la seconde observation qui mérite une
appréciation particulière, je veux parler des hémorrhagies
diverses, dans le cerveau, sous la muqueuse linguale. On a
regardé la mélanose comme une altération du sang, et les auteurs qui défendent cette opinion ne manqueraient pas de
trouver là une confirmation ou du moins un fait en faveur de
leur théorie.

Je crois que la cause de ces hémorrhagies devait résider
dans une altération du sang; l'existence de cette altération
trouve encore une confirmation dans l'œdème des membres
inférieurs.

Y avait-il altération de la fibrine? Y avait-il ramollissement de la fibrine, comme des auteurs récents en ont cité des cas ? Je n'en sais rien, mais ces hémorrhagies me paraissent de nature septique, au même titre que celles du scorbut et de la fièvre typhoïde.

Quant aux points où le tissu était si manifestement ramolli, avec une couleur jaune de la partie altérée, c'est pour moi le premier degré d'une hémorrhagie cérébrale. J'appuie mon opinion sur la coexistence, dans plusieurs points, de foyers hémorrhagiques incontestables, et sur ce que la couleur jaune-serin, jaune orangé, quand elle est circonscrite dans un tissu, y signale généralement la présence des éléments du sang.

Pour compléter, autant qu'il était en mon pouvoir, mes données sur la mélanose, j'ai demandé au microscope la connaissance de l'élément histologique de cette production morbide. Voilà ce que j'ai vu très-distinctement dans un kyste plein de matière mélanique, situé dans la région sous-maxillaire :

De grosses cellules à plusieurs noyaux, dont la teinte était obscurcie par des granulations pigmentaires noires ; quelques-unes, en petit nombre, avaient une teinte brune ou rougeâtre. Dans plusieurs points, la quantité de ces granulations était assez grande pour que le noyau fût masqué et la cellule colorée en noir plus ou moins opaque. Tout autour, de grosses cellules adipeuses avec leurs caractères si évidents ; des globules de pus.

Dans un fragment de la tumeur de la joue, pris auprès du tissu de cicatrice, nous avons découvert de grosses cellules avec les caractères précédemment décrits, infiltrées dans un tissu conjonctif dissocié et raréfié, et cette raréfaction du tissu conjonctif tenait peut-être à ce que la pièce avait macéré dans l'acide acétique étendu d'eau.

Nous avons constaté exactement les mêmes caractères dans un fragment de tumeur du foie. Les granulations noires paraissaient plus condensées ; elles avaient une teinte un peu jaune. Il nous a semblé reconnaître quelques-unes des cellules polyédriques du tissu hépatique.

L'examen du poumon ne nous a absolument rien appris. La pièce, conservée dans l'alcool depuis longtemps, était évidemment altérée.

Je sais qu'en ce moment-ci la cellule cancéreuse est fortement battue en brèche ; mais cette infiltration d'un tissu, qu'il y a quelques années on aurait regardé comme évidemment cancéreux par le pigmentum, n'en est pas moins remarquable.

M'est-il permis, d'après cela, de me prononcer sur la nature de la mélanose ? Oui, jusqu'à un certain point.

Il m'a semblé que des causes pathologiques pouvaient faire que du pigment se développât, ou fût sécrété en l'espace de peu de temps dans le parenchyme de certains tissus.

Il n'y a rien dans la formation des tumeurs mélaniques de plus étonnant que dans la formation des tumeurs épithéliales ; l'épiderme et le pigmentum qui affectent des rapports assez faciles à saisir au point de vue de leur formation paraissent encore en affecter au point de vue des maladies qu'ils déterminent.

Le pigmentum peut infiltrer les tissus normaux et les néoplasmes. Je donne l'observation Ire comme exemple d'infiltration d'un tissu normal par le pigmentum ; l'observation II, comme exemple de son infiltration dans un néoplasme.

Je ferai remarquer que les capsules surrénales ne présentaient de lésion dans aucun des cas. Si les idées de Brown-Séquard sur l'importance de ces organes dans la formation du pigment, avaient quelque fondement, leurs lésions se seraient probablement fait remarquer dans le cas qui nous occupe.

La peau bronzée, nommée encore maladie d'Addisson, aurait-elle quelque rapport avec la mélanose ? C'est une question qu'on peut s'adresser en voyant les altérations du pigment, mais nous manquons des éléments nécessaires pour la résoudre. Dans deux cas de ce genre nous n'avons trouvé dans aucun des organes de tumeurs mélaniques : ainsi le pigment paraissait développé d'une façon anormale, mais dans la partie du corps qui physiologiquement le renferme, et non dans d'autres organes, comme cela paraît avoir eu lieu dans la mélanose. Jusqu'à quel point l'ablation d'une tumeur mélanique peut-elle être utile au malade? Si nous ne considérions que notre observation, nous serions conduits à rejeter l'intervention des moyens chirurgicaux pour les cas semblables; mais nous voyons tous les jours tant d'anomalies dans la marche des divers produits morbides que nous ne pouvons rien affirmer d'absolu.

Comment se fait l'infection de l'organisme, car il est évident que dans quelques cas l'infection existe? L'apparition en tant d'organes différents de produits morbides identiques en est une preuve, et quoique le scalpel n'ait pas pu nous révéler la manière dont elle se produit, nous devons l'admettre puisque l'observation la rend logiquement nécessaire. Mais sommes-nous plus avancés sur la manière dont se fait l'infection dans le cancer, dans la syphilis? Et cependant elle est bien évidente, et personne ne pourrait la nier, quand on voit le pus chancreux, absorbé par une petite surface, déterminer au bout d'un certain temps soit des douleurs rhumatoïdes et névralgiques, puis des syphilides, puis des tumeurs gommeuses, exostoses, périostoses.

FIN

Paris. — Imprimerie de E. MARTINET, rue Mignon, 2.